如何养育特殊儿童 ②

遗传病患儿养育照护指南

覃耀明　戴耀华◎主编

中国妇女出版社

图书在版编目（CIP）数据

如何养育特殊儿童．2，遗传病患儿养育照护指南 / 覃耀明，戴耀华主编．-- 北京 ：中国妇女出版社，2025．1．-- ISBN 978-7-5127-2437-2
Ⅰ．R72-62
中国国家版本馆CIP数据核字第2024GG7850号

责任编辑：陈经慧
封面设计：末末美书
责任印制：李志国

出版发行：中国妇女出版社
地　　址：北京市东城区史家胡同甲24号　　邮政编码：100010
电　　话：（010）65133160（发行部）　　65133161（邮购）
网　　址：www.womenbooks.cn
邮　　箱：zgfncbs@womenbooks.cn
法律顾问：北京市道可特律师事务所
经　　销：各地新华书店
印　　刷：北京通州皇家印刷厂

开　　本：150mm×215mm　1/16
印　　张：8
字　　数：100千字
版　　次：2025年1月第1版　　2025年1月第1次印刷
定　　价：29.80元

前 言

特殊儿童（Exceptional Child）是指与正常儿童在各方面有显著差异的各类儿童。这些差异具体可表现在智力、感官、情绪、肢体、行为、语言等方面。特殊儿童也称“缺陷儿童”“障碍儿童”等。由于我国儿科相关技术的快速发展，特殊儿童在全国各地医院儿科都能得到规范治疗，多种疾病的彻底治愈已经成为可能。

然而，特殊儿童的治疗时间相对较短，养育时间更长，广大家长在养育中会遇到很多问题，需要细致的指导。这是儿童保健的重要工作之一。要对家长进行卓有成效的指导，儿童保健工作人员首先需要掌握特殊儿童养育的基本知识。但是，从目前儿童保健业务的设置可以看出，特殊儿童养育指导没有参考规范，也缺乏相应的理论指导。

本套书旨在解决特殊儿童各种养育问题。本分册重点介绍常见遗传疾病的概述、转归、养育注意事项、疫苗接种等，目的在于帮助遗传病患儿家长正确对待孩子的疾病，树立对抗疾病的信心，用科学的养育方法让遗传病患儿健康成长。

本套书通俗、易懂、实用，特别适合基层儿童保健工作人员以及特殊儿童家长使用。

本套书的出版将填补特殊儿童养育指导书籍的空白，对儿童保健工作可起到积极推进作用，也有助于婴幼儿养育照护工作的进一步发展。

戴耀华

2024 年 8 月 20 日

目　录

Part 1

地中海贫血患儿养育照护指南

Part 2

蚕豆病患儿养育照护指南

Part 4

先天性甲状腺功能减退症患儿养育照护指南

Part 5

关于小儿感染性疾病的常见误区

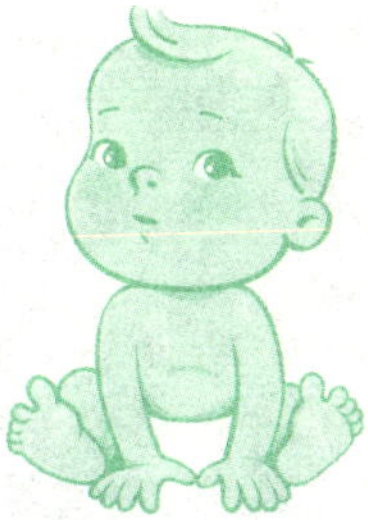

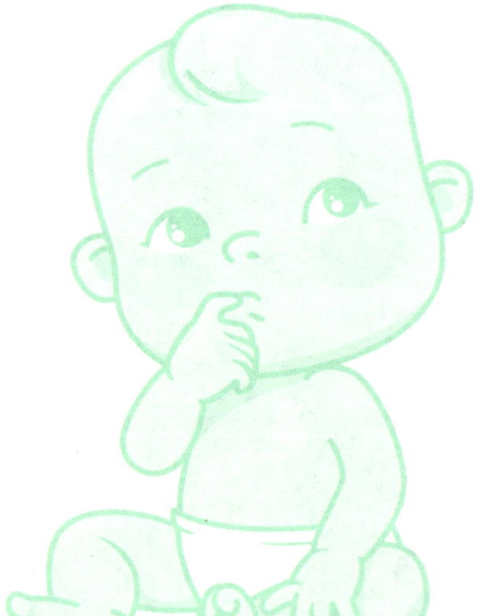

Part 1

地中海贫血患儿养育照护指南

地中海贫血概述

地中海贫血简称地贫，由于这种疾病首先是在地中海地区发现的，所以被称为地中海贫血或者海洋性贫血，属于遗传性（先天带来）疾病。它是红细胞中一个或多个珠蛋白异常引起一种或多种珠蛋白链合成减少或缺乏，导致珠蛋白链比例失衡而引起的红细胞溶血性贫血。地中海贫血的主要表现为溶血、无效红细胞生成，以及不同程度的小细胞低色素性贫血。该病的重型病例可出现皮肤面色苍白、肝脾肿大、伴发育迟缓，1岁后可出现头颅变大、额部隆起、颧骨高、鼻梁塌陷、眉间增宽，形成特殊面容。由于累及不同的珠蛋白基因，地

贫常见的有 α- 地中海贫血和 β- 地中海贫血两种。α- 地中海贫血分为静止型、轻型、中间型、重型，β- 地中海贫血分为轻型、中间型、重型。

地中海贫血主要分布在地中海地区、东南亚和我国（西南、华南）。广西壮族自治区发病率居全国首位，在 2020 年 8 月至 2021 年 8 月当地某医院产科门诊的 16109 名孕妇中，贫血发病率为 27%，其中，地中海贫血占贫血总数的四分之一。该病目前地贫基因携带儿（只带有基因）比较多见，值得我们重视。广西壮族自治区自 2009 年以来，以控制地中海贫血重症为目的，实施出生缺陷防控项目，通过为新婚夫妇和计划怀孕夫妇免费提供地贫筛查及后续基因检测、产前诊断等服务，加上助孕技术的地贫筛查，阻止重型地贫儿的出生，为预防出生人口缺陷的发生作出了积极贡献，也为广西地中海贫血群体干预提供了宝贵经验。

地中海贫血的转归

地中海贫血是遗传性疾病，主要是患者的红细胞存在缺陷，出现溶血现象而造成贫血，没有药物可以根治。所以，该病无特效药可治，更不可治愈。从生理上说，并不是地中海贫血患儿的造血功能不好，而是造出来的红细胞有缺陷。正常的红细胞寿命是 120 天，而地中海贫血患儿的红细胞溶解过早，存活不到 120 天，导致血液中血红蛋白量不够，从而出现贫血现象。各类型地中海贫血的疾病转归大概有以下几种。

一、静止型（基因携带）地中海贫血

该类型患儿的血红蛋白在正常范围，没有贫血症状，但化验血常规加五分类时发现，平均红细胞体积、平均红细胞血红蛋白量、平均红细胞血红蛋白浓度三项都偏低，这属于地中海贫血基因携带，患儿可正常存活。

二、轻型地中海贫血

该类型患儿无贫血症状或有轻度贫血症状，患儿的脾脏不大或轻度肿大。患儿的病情经过良好治疗，能存活至老年。

三、中间型地中海贫血

该类型的患儿在婴儿期开始出现溶血，贫血可达到中度（血红蛋白 90 克 / 升左右），可以无黄疸或有黄疸，脾脏轻度或中度肿大，骨骼轻度改变，患儿的生长发育会受到影响，但症状比较轻，可存活至成年。

四、重型地中海贫血

该类型的患儿有典型的地中海外貌，肝脏、脾脏肿大，溶血比较重，有黄疸。具体表现为：小细胞低色素中度以上贫血（血红蛋白 60 克 / 升左右），需经常输血维持生命，血中铁增多。此类地贫患儿很难存活至成年。

目前资料表明，广西重型地中海贫血发病很少，轻型和基因携带比较多见。因此，地中海贫血轻型和基因携带儿的养育指导成为地中海贫血发病地区的重要工作。

地中海贫血遗传模式

一、夫妻双方有一方正常，另一方为轻型地中海贫血或基因携带者

其所生的孩子有一半的概率正常，另一半为轻型地中海贫血或基因携带者。

二、夫妻双方都是地中海贫血基因携带者

其所生的孩子有一半概率为基因携带者，有四分之一概率呈健康的，也有四分之一概率发病，但不会是重型。

三、夫妻双方一方是轻型，另一方是重型

其所生的孩子有四分之一概率为轻型，四分之一概率为重型，另外一半的孩子为中间型。

四、夫妻双方有一方正常，另一方是中间型

其所生的孩子一半的概率为正常，另一半为轻型。

根据以上遗传模式，凡夫妻双方有一方患地中海贫血或者为地中海贫血基因携带者，都应该做胎儿产前诊断，明确胎儿地中海贫血的类型再决定是否继续妊娠。

地中海贫血患儿养育注意事项

一、明确患儿的基因类型

确定患儿的基因类型，将其作为养育指导的参考依据，从小告知患儿相关的疾病注意事项和遗传知识。

二、合理营养与喂养

1. 支持6个月纯母乳喂养

有人认为如果患儿妈妈是地中海贫血基因携带者，奶水质量肯定不好，因此不用母乳喂养。这样的想法是错误的。母乳是患儿最好的食物，地中海贫血基因携带妈妈的乳汁一样珍贵，而且她们有条件、有能力用母乳喂养自己的孩子。要求患儿妈妈按时吃好一日三餐，每餐主食要吃够，只要均衡饮食，就可以喂养好自己的孩子。

2. 正常添加辅食，培养患儿良好的饮食习惯

按正常年龄要求给患儿添加辅食，食物从一种到多种慢慢适应。不建议通过观察大便来喂养孩子，只要患儿不哭不闹，精神好就可以喂。建议 8 个月以后就可以给患儿喂粥，满 15 个月以后就可以吃软饭，1 岁半以后逐步培养患儿自主进食。另外，1 岁以后的患儿应在吃好一日三餐主食以后再考虑喝奶。

3. 多吃富含维生素 B_{12} 和叶酸的食物

富含维生素 B_{12} 的食物有各种动物肉、动物肝、蛋黄等，植物性食物中基本没有维生素 B_{12}。富含叶酸的

食物有菠菜、甘蓝、小白菜、猪肝、猪肾、鸡蛋等。多食富含维生素 B_{12} 和叶酸的食物对地中海贫血患儿有一定的作用。

4. 维生素和矿物质的补充

（1）铁剂的补充。含铁高的食物是否适合地中贫血基因携带儿食用？部分文章描述，地中海贫血患儿不要食用含铁高的食物。这是指重型地贫患儿。因为患者溶血严重，需要经常输血，而血中铁含量高，所以不宜食用含铁高的食物。但轻型、地中海贫血基因携带儿没有明显溶血，血液中铁元素没有超标。广西壮族聚居区（地贫高发）的石漠化县乡村振兴项目，为婴幼儿免费提供营养包（含钙、锌、铁），婴幼儿贫血发病率明显降低，这说明补充矿物质等对轻型地中海贫血和地中海贫血基因携带儿还是有效果的。

（2）钙、锌的补充。钙、锌并不是常规补充的矿物质，但为了满足地中海贫血儿的营养需要，满月后要观察患儿是否有多汗现象，如果有多汗、睡眠不好等情况，就要考虑钙低或缺钙，要及时补充钙。临床上发现，钙、锌同补效果比较好。

（3）维生素的补充。根据专家推荐，以及临床数据显示，地中海贫血儿出生后几天每天补充一粒维生素 AD 是必要的，并应持续服用至青春期。

三、语言、智力开发与运动促进

贫血会影响患儿的生长发育，但轻型地中海贫血和地中海贫血基因携带的患儿一般只是出现轻度贫血，这对生长发育虽然有一定的影响，但影响不大。因此，只要出生后按不同的年龄开展语言、智力早期启蒙，应用卡片、朗读、音乐、故事等进行认知训练，孩子的语言、智力发育也可以达到优秀水平。运动促进应在婴儿期抚触、婴儿操训练的基础上，再结合不同年龄段运动发育（抬头、翻身、独坐、爬行）的特征有针对性地进行训练，患儿的运动发育水平一般情况下会比较好。

四、培养患儿的自信心

地中海贫血患儿和地中海贫血基因携带儿可能会受到个别孩子歧视，所以，从小要告诉患儿本病的情况，并告诉他爸爸或妈妈也有同样的病，但没有影响生活、学习和工作，只要努力，一切都可以做得很优秀。

五、不要寻求药物治疗

有人认为，既然孩子有病，就应该治疗，因此不惜一切代价去寻找所谓的偏方、妙方、秘方给孩子治疗。这些方法对遗传性疾病没有作用，目前任何药物都修复不了患儿的基因，对孩子疾病的康复没有作用。

地中海贫血患儿（地中海贫血基因携带的患儿）的疫苗接种

地中海贫血及地中海贫血基因携带的患儿应正常预防接种疫苗。

另外，建议患儿每年接种流感疫苗，直至成年，以减少流感对患儿的危害，也减少溶血的可能。

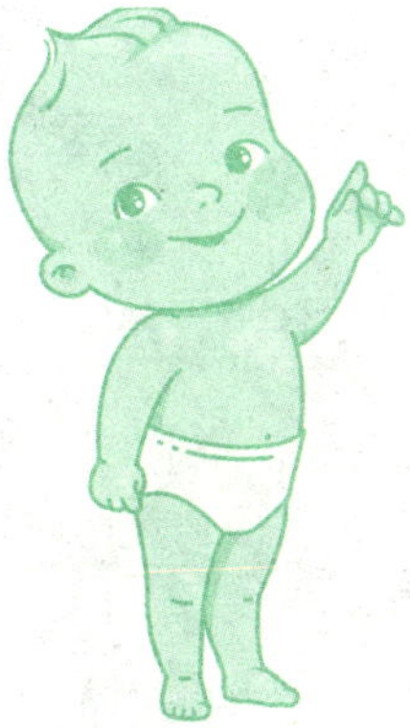

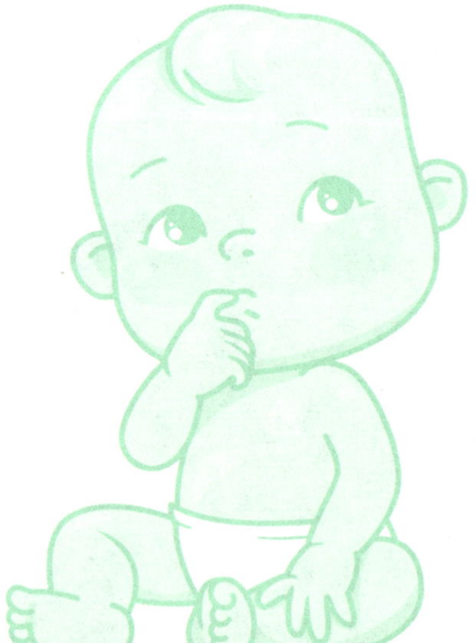

Part 2

蚕豆病患儿养育照护指南

蚕豆病概述

蚕豆病是红细胞葡萄糖 -6- 磷酸脱氢酶缺乏所引起的遗传性溶血病，又称 G-6-PD 缺乏症。

该病是由于红细胞酶的缺陷，在某种因素（特别是蚕豆）的刺激下，诱发急性血管内溶血发作，需要常规治疗。

正常情况下，蚕豆病患儿如果没有引起溶血的因素刺激，可正常生活，没有任何症状，对生长发育也没有影响。

蚕豆病的转归

蚕豆病是一种遗传性疾病，是红细胞缺乏葡萄糖-6-磷酸脱氢酶造成的缺陷，是无药可治的遗传性疾病。

蚕豆病患儿在新生儿期容易出现溶血，最典型的溶血表现为病理性黄疸，多见于出生后第4～7天出现溶血。

新生儿出现明显黄疸（病理性黄疸），要及时治疗，否则易损伤大脑，重者可导致脑瘫。

在处理黄疸时，要化验葡萄糖-6-磷酸脱氢酶是否正常。各医院的正常对照值会略有不同，凡低于正常对照值最低值为缺乏，达到或者超过正常对照值最低值为正常。如果新生儿期葡萄糖 -6- 磷酸脱氢酶检测值为缺乏，可以在孩子满 6 个月或周岁时复查。

蚕豆病的发作表现为急性溶血，容易造成贫血，所以要把防止溶血作为该病最重要的防治任务。因为蚕豆病是遗传性疾病，所以患儿会带病终生。但只要不接触造成溶血的物质和环境，如蚕豆、樟脑及一些药物等，不出现溶血现象，就可以像正常人一样生活学习。

蚕豆病遗传模式

蚕豆病是遗传性疾病，民间流传的“传男不传女”的说法是不科学的。蚕豆病的根本病因是 G-6-PD 基因突变，其致病基因位于 X 染色体上，属于性染色体不完全性显性遗传性疾病。

蚕豆病患儿养育注意事项

1. 避免食物造成的溶血。禁止食用蚕豆、蚕豆制品等食物。

2. 避免接触蚕豆及蚕豆制品、樟脑、臭丸、冬青油、颜料、薄荷膏等。

3. 避免应用一些中药，如珍珠末、金银花、川莲、牛黄、熊胆等。很多抗感冒的中成药都含有金银花，蚕豆病患儿不适合服用。

4. 避免服用以下药物。

①抗生素。如磺胺类、复方甲基异恶唑、氯霉素、呋喃妥因、萘啶酸等。

②解热镇痛药。如乙酰苯胺、对乙酰氨基酚、阿司匹林、氨基比林、保泰松、乙酰水杨酸，以及各种中成退热药。

③抗疟疾药。如伯氨喹、扑疟喹啉、氯喹、阿的平等。

④其他。如苯妥英钠、左旋多巴、苯海拉明、秋水仙碱、奎尼丁、亚甲蓝、苯肼、硝咪唑、噻唑酮、苯海索、丙磺舒、普鲁卡因、甲氧苄啶、维生素 C、维生素 K_1、维生素 K_4 等。

5. 蚕豆病患儿发热时尽量不用退热药。发热是患儿抵抗疾病的正常反应，目的是抵抗病原菌。患儿发热要查找发热原因，针对病因进行治疗。退热药和抗感冒药通常会造成溶血，所以应尽量避免使用或遵医嘱。

6. 营养与喂养。除蚕豆和相关制品外，蚕豆病患儿饮食跟正常孩子一样，但要注意的是，很多蚕豆病患儿在新生儿期出现病理性黄疸，身体在处理黄疸时消耗了大量蛋白质，容易出现幼儿期血液蛋白质含量偏低（肝功能检测发现总蛋白偏低、白蛋白偏低）。因此，蚕豆病患儿在婴幼儿期要注重蛋白质摄入，以增加血液中的蛋白质含量。如果患儿食欲不好，要检测肝功能，看看黄疸指数、总蛋白等项目是否正常，否则会影响孩子的生长发育。

7. 维生素和矿物质的补充。蚕豆病患儿要常规补充维生素 A 和维生素 D，推荐两者同补。出生几天后就可以开始每天吃一粒维生素 AD，一直持续至青春期。另外，家长要注意观察患儿的出汗和睡眠情况，如有缺钙表现，应及时补钙。

8. 语言智力和运动促进。蚕豆病患儿在新生儿期往往会出现病理性黄疸，严重者可影响生长发育。因此，要认真做到以下几点。

①要重视语言智力的早期启蒙。要强化母婴口语的沟通，可采用认识卡片、朗读、讲故事、听音乐等方式刺激、开发患儿的大脑，防止胆红素对大脑产生影响，留下后遗症。

②要强化早期运动促进，防止脑瘫的发生。很多医院儿童康复科的数据显示，病理性黄疸引起脑瘫的概率比较大，因此，运动促进要作为蚕豆病患儿养护的重要措施来抓。婴儿抚触、婴儿操等训练是很有必要的。还要根据正常儿童的运动发育规律（二抬、三翻、六坐、七滚、八爬）提前进行训练，促进患儿运动发育，避免脑瘫的发生，使患儿正常成长。

9. 蚕豆病是遗传性疾病，目前没有特效药可以治疗该病。但平时如果没有引起溶血的物质刺激不会出现溶血，也无须药物治疗，只有出现溶血时才需要治疗。所以，不要偏听、偏信偏方或祖传秘方能够治疗蚕豆病。

蚕豆病患儿的疫苗接种

1. 正常接种疫苗。蚕豆病患儿可能会因为病理性黄疸而推迟个别疫苗的接种时间，待病理性黄疸治愈后，应及时按计划接种。

2. 建议患儿每年接种流感疫苗直至成年。这可以尽量避免患儿患上流感，减少感染机会，从而减少因感染和用药造成的溶血。

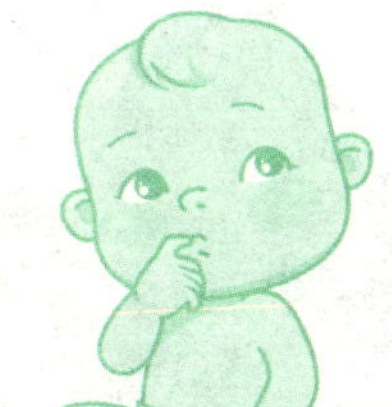

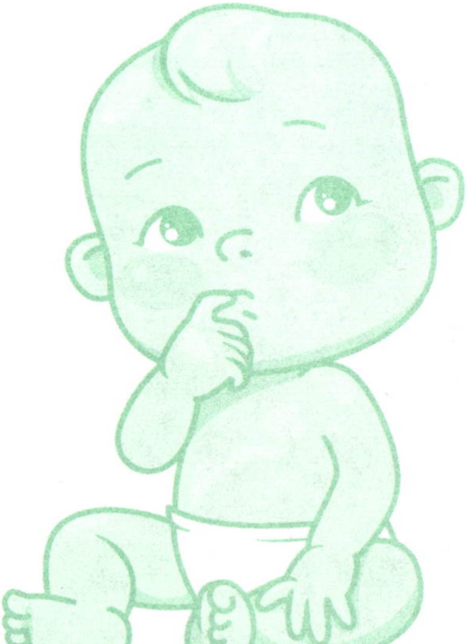

Part 3

唐氏综合征患儿养育照护指南

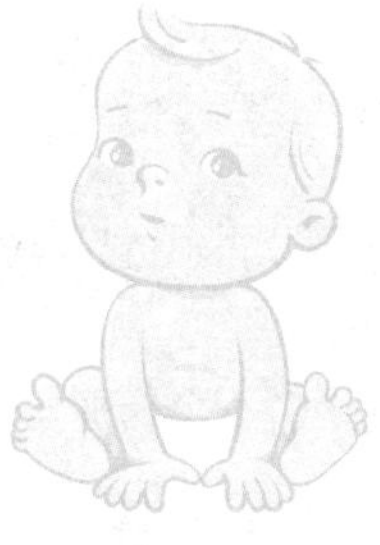

唐氏综合征概述

唐氏综合征又称21-三体综合征，也叫先天愚型，是由于人体第21号染色体额外多1条（本应为2条）所导致的先天性染色体疾病，也是人类最早被确定的染色体病。

本病的主要特点是智力障碍、发育迟缓、特殊面容(如表情呆滞、眼裂小、眼距宽、眼外侧上斜、眼球突出、鼻梁低平、外耳小、舌胖、舌常伸出口外、头围偏小等)，可伴有多种畸形。

目前，唐氏综合征的发病原因尚未清楚，可能与母亲年龄有关。母亲年龄大，卵子老化是发生染色体不分离的重要原因。母亲年龄 35 岁以后，染色体更容易出现异常。母亲年龄越大，生唐氏综合征儿的概率越高。

研究证明，唐氏儿发生率为 1/1000 ~ 1/600。不同年龄准妈妈生唐氏儿概率不同。25 岁准妈妈生唐氏儿的概率为 1/1200，35 岁准妈妈生唐氏儿的概率为 1/350，40 岁准妈妈生唐氏儿的概率为 1/100，45 岁及以上准妈妈生唐氏儿概率可达 5%。生唐氏儿与孕妇的饮食和生活习惯无直接关系。

唐氏综合征的转归

孕妇按照孕检要求按时去产科进行产前筛查、产前诊断是预防唐氏儿出生的最重要措施。所有孕妇都应该做好产前筛查。产前筛查可疑和年龄在 35 岁以上的孕妇应该做产前诊断，预防唐氏儿的出生。

唐氏综合征无药物可治，患儿家长不用寻找任何治疗方法，不可相信祖传秘方。正确的做法是，尽早对患儿开展早期智力开发，促进患儿大脑发育，让患儿具备生活自理能力并有一技之长。

该病患儿的生存时间与心脏病严重程度、免疫功能及环境因素有关。约 20% 的患儿于 1 岁以内死亡，有

80% 的患儿可存活至 10 岁，50% 的患儿可存活超过 50 岁。如患儿存活至成人期，有很大概率在 30 岁以后出现阿尔茨海默病症状。

唐氏综合征患儿的生长发育状况与正常儿童的差距随年龄逐渐加大，15 岁停止长高。

唐氏儿在婴儿期哭闹少，表现为“乖孩子”。在儿童期，唐氏儿较为多变，有时表现为愉快，对人亲切，但情感调控能力差，情绪波动大，有时比较固执和调皮。家长对唐氏儿耐心教育并持续训练会有一定成效。

加强孕期管理、强化产前诊断、防止唐氏综合征患儿出生是医务人员和备孕家庭共同努力的目标。

唐氏综合征遗传模式

唐氏综合征患儿的父母再生育唐氏儿的概率也很高。

母亲年龄越大，生唐氏儿的概率越高。

唐氏综合征患儿养育注意事项

一、家长要有养育艰难的思想准备

由于唐氏综合征患儿存在生理缺陷，给养育带来诸多困难和问题，加上家长对该病的相关知识了解不多，容易出现厌烦情绪，失去养育患儿的信心。所以，要求家长直面现实、接纳患儿、克服困难，要有一定把患儿养好的信心和决心。

二、营养与喂养

坚持 6 个月纯母乳喂养是喂养唐氏儿的最基本条件，也是对唐氏儿的最大呵护。与正常儿童一样，唐氏儿满 6 个月后可以开始添加辅食，其中，尤其要注意摄入足够的蛋白质，这有利于唐氏儿的生长发育，能更好地提高免疫功能，减少患儿患病的概率。还要注意蔬菜水果的摄入，保证摄入足够的维生素，要适当吃动物肝脏。在食物烹调上要注意不要过咸，以蒸煮为主，不要油炸、干煎，避免辛辣刺激，避免食用生冷食物。

在喂养中，家长要学会判断患儿的饭量，不要喂得太饱，这是喂养唐氏儿特别需要注意的问题。

另外，患儿可能会反复感冒发热，影响食欲，家长要耐心喂养，不要急躁，慢慢培养患儿的饮食习惯，保证患儿的营养。

三、维生素和矿物质的补充

维生素 A、维生素 D、钙、铁、锌对患儿的正常生长发育有重要的作用，要及时规范补充。

1. 维生素 A、维生素 D 的补充。出生几天后就可以补充维生素 AD，一天一粒，婴儿期用半勺奶送服，儿童期用半勺汤水送服，一直服用至青春期。

2. 钙、锌的补充。患儿满月后，要观察是否有多汗现象（睡觉头 1 小时满头大汗），如果有就要补充钙、锌，一直补至青春期。但要注意患儿是否出现血中钙高现象。

3. 铁剂的补充。如果患儿没有贫血，就不用补充铁剂。在添加辅食后，适当食用动物肝、动物血，这些食物可以补充铁，防治贫血。如果有轻度贫血要遵医嘱口服铁剂，也可以通过食用含铁高的食物补铁。

四、语言、智力的启蒙与促进

唐氏综合征患儿先天智力低下，因此语言和智力的早期启蒙尤为重要。在语言和智力启蒙中，成人要有耐心、恒心，还要细心。

1. 口语对话是语言和智力早期启蒙的有效方法。患儿出生后，每天都要努力用口语影响患儿，要不断反复地训练，同时要利用好患儿清醒时的每一分钟。

2. 认知训练从早期开始。天天抓住患儿的手教他认五官，举起患儿的手数 1、2、3、4、5，用卡片学习认识动物、植物、物品等。不管患儿是否懂，都要坚持做。也许效果很不理想，但要持之以恒地训练。

3. 颜色辨认。买 300 个海洋球，把患儿放在装满海洋球的气垫中，用手举起某个球，教患儿辨认红、黄、绿、蓝各色球。在学习辨认颜色的同时，还可以教孩子数数。天天做，反复做，不求患儿马上能懂，让患儿在愉悦的氛围中学习，持之以恒，一定会有成效。

4. 物体形状对比。用不同形状的积木训练患儿学习认识长与短，让患儿用手体验长与短的不同。还可以让患儿学习认识长方形、正方形、三角形、圆锥形等。家长不要急于让患儿马上掌握，要对孩子有耐心，训练方式不对会让孩子变得烦躁，得不偿失。

5. 朗读训练。天天带着患儿朗读简短的诗词或儿歌，引起患儿的目光注视。不要求孩子能够读懂，能够听进去就是有进步。

五、做好运动促进训练，保证患儿运动发育正常

实践证明，婴儿抚触、婴儿被动操训练会促进患儿运动发育，因此，家长要在婴儿期进行抚触和被动操训练，每天都要坚持做。

家长要按照正常孩子的运动发育规律（二抬、三翻、六坐、七滚、八爬）训练患儿，不要间断。患儿会行走后，应强化平衡训练，这样能够促进患儿大脑对身

体的控制能力。

六、加强生活能力的训练

生活能力培养是唐氏综合征患儿的一项重要训练任务，因为患儿智力低下，要尽早且长时间持续训练。

1. 培养如厕能力。6 个月就应该带患儿去厕所把屎把尿，养成定点排便的习惯。家长要用形象化的口语表示大便和小便的指令，使患儿听到不同声音的指令能够排出大便、小便，以后逐步用真正指令指导患儿如厕。

2. 培养穿衣服的能力。以穿圆领衣服为例，大人一边讲解，一边教患儿穿，边说边让孩子做：“衣服套住头，把头伸出来，左手钻进左袖子，右手钻进右袖子，整理整齐就行啦。”如果要穿开衫衣服，则告诉患儿：“伸出你的左手，钻进左袖子，伸出你的右手，钻进右袖子，对准扣眼扣扣子。”用形象的语言既能引起患儿的注意，又可以让患儿知道具体的方法。坚持训练，患儿一定能够掌握穿衣技能。

3. 培养吃饭能力。培养唐氏综合征患儿吃饭这项技能可能会很难，但必须作为能力训练的重中之重。刚开始训练时，成人可以握住患儿的手将食物送进他的嘴巴。不要着急，一步一步来，不求患儿马上会自己吃，只要能够配合大人的动作吃饭就是突破性进展。掌握一个动作后，再慢慢学习新的动作。

4. 培养做家务的能力。正常孩子能够模仿大人所做的事情，但唐氏综合征患儿的模仿能力较差，所以，家长应手把手教患儿做家务，不求一两次就能够学会，只求患儿能够跟着学。反复训练，直到学会为止。

5. 训练手的运动功能。在认知训练时，要教患儿学习指读图片，比如，教患儿认识动物时，大人应握住患儿的手指点到卡片中的动物，并读出动物的名称，一直训练到患儿自己能够用手指读为止。7 个月以后可以训练患儿用手去捡东西；1 岁以后训练患儿用手去画线、画圆圈，还要训练用手学习捏、夹、握、丢、抛等动作，使患儿能够掌握手的基本技能，为成人期实现生活自理打下基础。

最后要强调的一点是，唐氏综合征是遗传性疾病，目前没有药物可治，也没有治愈的可能，所以，不要听信有偏方或祖传秘方能够治疗唐氏综合征的传言。

唐氏综合征患儿的疫苗接种

一、正常接种疫苗

染色体病患者可以接种灭活疫苗。唐氏综合征患儿可以接种所有常规疫苗。

其中，合并重症慢性疾病及神经系统疾病的患儿待病情稳定后，可按计划接种疫苗。

二、暂缓接种

感染急性期应暂缓接种疫苗。患儿如果经常感冒、发热，可以在发病间隙争取接种疫苗。接种疫苗后 48

小时内如果出现 38℃左右的发热，不要用退热药，让患儿自我调整，多喝水就行，这样有利于患儿免疫系统发育。如果患儿出现高热，应及时就医。

三、建议每年接种流感疫苗预防感冒直至成年

这对免疫低下的唐氏综合征患儿预防感冒有着极其重要的作用，也可以很好地避免感冒引起的并发症，提高患儿抵抗疾病的能力。

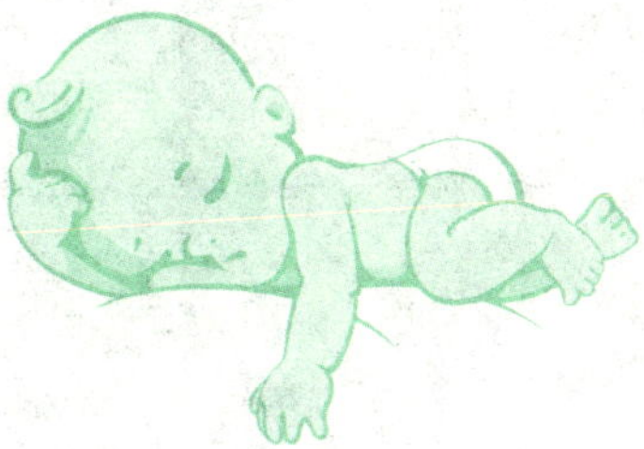

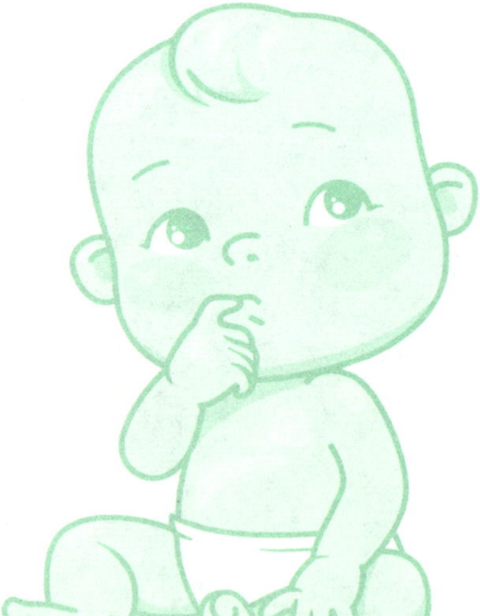

Part 4

先天性甲状腺功能减退症患儿养育照护指南

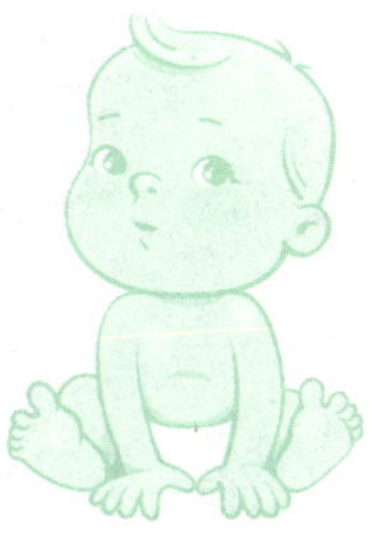

先天性甲状腺功能减退症概述

先天性甲状腺功能减退症又称先天性甲减，是由于先天性因素使甲状腺激素合成障碍、分泌减少，导致患儿代谢障碍、生长发育迟缓、智能落后。该病在婴儿期大多数无症状，细看可以发现患儿面部呈臃肿状、皮肤粗糙，有些婴儿存在嗜睡、少哭、哭声低下、体温低、吸吮力差、腹胀、心率缓慢等症状。幼儿期患儿症状明显，如特殊面容（头大、颈短、面部臃肿、眼睑水肿、眼距宽、鼻梁宽平、唇厚舌大、舌头外伸）、反应迟钝、神经系统功能障碍、生长发育迟缓、心血管功能低下、消化功能混乱等。先天性甲减是儿科最常见的内分泌疾病之一。

先天性甲状腺功能减退症的转归

小儿先天性甲状腺功能减退症是目前我国新生儿免费疾病筛查的常规项目。甲状腺的主要功能是分泌甲状腺素，它可以促进新陈代谢，特别是促进蛋白质、糖、脂肪、水、盐的代谢，以保证身体代谢功能的正常运行，让孩子的身体正常生长发育。甲状腺素能够促进脑细胞的发育，使大脑功能得到正常发育。如果甲状腺素减少，就会影响身体代谢，影响大脑发育。

该病如果做到早诊断、早干预，按照正规方案治疗，患儿就能维持正常代谢，使身体生长发育处于正常水平，对日后生活基本没有影响。也可以在医生指导下长期服用药物治疗。但该病如果没有及早发现，会影响治疗效果，留下后遗症。大量资料证明，长期监测治疗先天性甲状腺功能减退症的效果很好，是完全可以治愈疾病的。另外，千万不要寻找所谓的偏方，以免影响常规治疗效果。

需要注意的是，个别患儿虽然没有明显的甲状腺功能减退症状，化验报告显示也基本正常，但临床上有类似甲低的表现，如食欲差、生长发育迟缓。这种情况可以在医生指导下用少量甲状腺素治疗，如果有效果可随访监测并根据病情调整用量。这样对孩子正常发育有很好的促进作用。

先天性甲状腺功能减退症属于有遗传倾向的疾病，但并不完全属于遗传病。患先天性甲状腺功能减退症的人有可能将病症遗传给下一代，但并不是一定会遗传。

先天性甲状腺功能减退症患儿养育注意事项

一、早发现、早治疗

早发现、早治疗是应对小儿先天性甲状腺功能减退症最重要的措施。新生儿免费疾病筛查就可以及早发现先天性甲状腺功能减退症，所以，每个出生后的婴儿都必须接受疾病筛查。

如果出生后因其他原因未能完成筛查，应该在满月前或者满月后补做新生儿疾病筛查，排除先天性甲状腺功能减退症。如果发现异常，应立即找医生确诊并常规治疗。

二、加强日常护理

先天性甲状腺功能减退症患儿的代谢差、心率慢、产热不够，所以要注意给患儿保暖。摸到患儿手暖，说明上身穿衣合适；摸到患儿脚暖，说明下身穿得合适；摸到颈背部有出汗现象，就说明穿得太多了。另外，房间要注意通风，尽量保持环境清洁。

三、加强营养与喂养

由于该疾病患儿的代谢能力差，吃得少，更应该坚持 6 个月纯母乳喂养的基本喂养要求，满 6 个月后可按照添加辅食的原则进行喂养。患儿可能每餐会吃得比较少，家长要有耐心，做到少量多餐。患儿食物的选择上要做到均衡饮食，合理搭配，保证有足够的蛋白质、脂肪和能量的摄入。食物烹调方式以蒸煮为主，避免油炸、烧烤和刺激性食物。患儿要多吃新鲜蔬菜水果。

四、语言、智力的启蒙和促进

由于患儿代谢能力差，大脑营养供给不足，脑发育迟缓，因此，早期语言和智力启蒙非常重要，要求家长用数倍的精力和时间关注患儿。家长可采用口语沟通、卡片认知、物品认知、朗读熏陶、故事讲解、生活体验等方法对患儿进行语言和智力促进，并进行智力评估，及时发现薄弱环节，采取有效措施进行干预，使患儿的语言和智力发育达到正常水平。

五、运动发育促进训练

患儿的运动发育也因身体的代谢障碍而迟缓，因此，婴儿期的运动促进要认真、持续进行，包括抚触、婴儿操训练、按摩等措施和各阶段发育（二抬、三翻、六坐、七滚、八爬）的训练，以及幼儿期的平衡训练，以实现运动发育正常。

六、维生素和矿物质的补充

维生素 A、维生素 D、钙、锌、铁对身体代谢有重要作用，应及时补充。

1. 维生素 A、维生素 D 的补充。建议出生后几天开始补充维生素 AD，一天一粒，一直服用至青春期。

2. 建议口服钙，一直补到青春期，对防止骨头代谢障碍有一定作用。

3. 根据患儿血红蛋白值的多少来考虑铁的补充。如果没有明显贫血，可吃动物肝脏、动物血来补充铁，每周各 1 ~ 2 次即可。

七、定期监测甲状腺功能

要求 1 岁以内每个月体检一次，1 岁以后每 3 个月体检一次，以此监测甲状腺功能，评估患儿的发育情况，便于发现问题并及时纠正。

八、不听信偏方，要规范治疗

先天性甲状腺功能减退症有专门的药物治疗，各级医院的儿科医生都有治疗规范，不要听信所谓的偏方、祖传秘方，以免延误孩子的病情。

先天性甲状腺功能减退症患儿的疫苗接种

一、正常接种

先天性甲状腺功能减退症患儿除了在感染性疾病发作期不能接种疫苗外，可以按照免疫程序正常接种疫苗。

二、建议每年接种流感疫苗

先天性甲状腺功能减退症患儿最好每年接种流感疫苗，直至青春期，可以有效预防感染对患儿生长发育带来的影响。

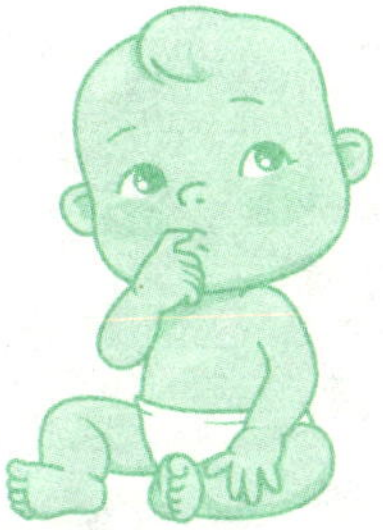

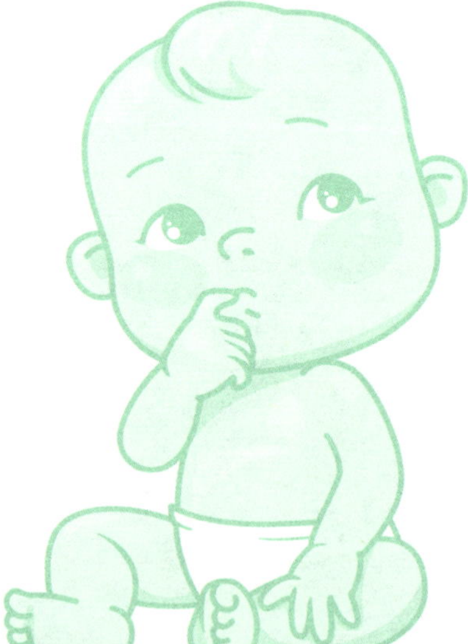

Part 5

关于小儿感染性疾病的常见误区

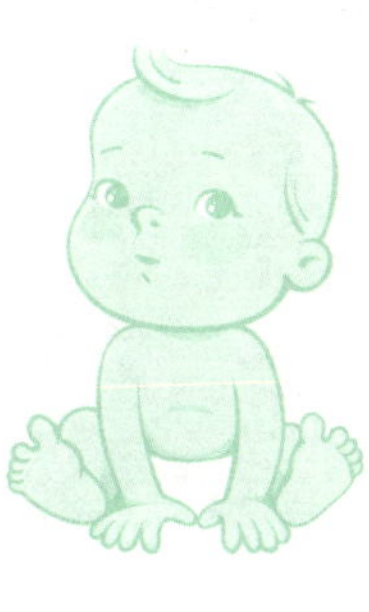

小儿常见的感染性疾病有上呼吸道感染（上感）、手足口病、支原体肺炎、新型冠状病毒感染等，都表现为鼻塞、流涕、发热、咽痛、咳嗽等。有些家长感觉孩子生病太难受，急着给孩子处理，出现了一些不恰当的处理问题，这些都值得重视。

误区一：孩子嘴巴、手、脚有疹子就是手足口病

小儿手足口病是感染性疾病，发病时症状与感冒类似，如发热、流涕、咳嗽等，发热后在手、足、口、臀等部位出现斑丘疹、丘疹、疱疹，疹子会随病情进展而逐步吸收好转。已经接种手足口病疫苗的孩子病情会很轻，疹子不多，但发热后出疹的规律仍然比较典型。家长需要注意区分，没有发热而出的疹子就不是手足口病；发热的孩子用过退热药或者感冒药出现的疹子（包括全身出疹子）也不是手足口病，可能是药物过敏所致。如果家长有疑问，应寻求医生帮助。

误区二：孩子发热时用退热药是最佳治疗方法

所谓小儿感染性疾病，就是当孩子的身体受到病原菌侵犯时，身体出现的免疫反应，如体温升高，目的是对抗病原菌、消灭病原体等。这是人类进化的自我保护性反应，是人类抗病（包括抗肿瘤）的重要防线。

感染后孩子出现的发热是身体的积极反应，会促进孩子免疫系统的发育，逐步形成人体强大的防病系统，从而保障人体自身的健康。

小儿患感染性疾病时一般为低热或中度发热（腋下温度≤ 38.5℃），无须特殊处理。为防孩子出现脱水现象，让孩子多喝水有助于缓解症状。如果血常规加五分类没有发现中性粒细胞增高，孩子的体温又很高（超过 39℃），要确定是否为新型冠状病毒感染，如果确诊，要按新型冠状病毒感染规范进行治疗。

建议孩子体温超过 39℃时再用退热药。目前，普遍认为退热是治疗发热的最佳方法，有些家长在孩子发热 37.5℃时就开始用退热药，并反复多次应用退热药。通常孩子用药后短暂退热，但药效一过烧得更高。这样做实际是治标不治本，不但大量消耗了孩子的能量，还影响孩子免疫系统的发育，不利于孩子身体恢复。最好的治疗方案是寻找感染发热原因，针对病因进行治疗。

注意，患儿若有其他疾病不适合服用退热药，请遵医嘱，不可擅自服用退热药。

误区三：孩子发热、咽痛一定要用抗生素治疗

小儿感染性疾病常常出现感冒症状，如发热、鼻塞、流涕、咽痛等。引起以上症状的情况有很多，常见的有以下几种。

一、病毒感染

常见病毒包括鼻病毒、流感病毒（甲流、乙流、丙流等）、副流感病毒、合胞病毒、腺病毒、新冠病毒等。

二、细菌感染

常见的有溶血性链球菌、肺炎球菌、葡萄球菌、嗜血流感杆菌等。

除了细菌和病毒，还有支原体，它不属于细菌，比如肺炎支原体等小分子物质造成的感染。只有细菌感染或者支原体感染才适用抗生素治疗。病毒感染应采用抗病毒治疗，不适用抗生素治疗。

如果孩子一出现感冒症状就使用抗生素治疗，不但治疗没有效果，还会产生耐药细菌，对孩子非常不利。另外，服用抗生素还存在溶血风险。因此，服用抗生素应遵医嘱。

误区四：咳嗽用止咳药叫对症下药

引起咳嗽的原因很多，主要分为感染和非感染两类。引起感染性咳嗽的有病毒、细菌、支原体、衣原体等；引起非感染性咳嗽的有化学性气体、粉尘、过敏性物质（花粉、霉变物、宠物）等。

治疗咳嗽必须查清引起咳嗽的原因，针对原因进行治疗才叫对症下药，盲目大量使用止咳药会适得其反，是治标不治本。

一般处理咳嗽的原则是，不影响生活的咳嗽是不用处理的，如果咳嗽较严重或迁延不愈，需在查清病因的前提下有针对性地处理。细菌和肺炎支原体感染引起的咳嗽要遵医嘱使用抗生素治疗，非感染性咳嗽则不必使用抗生素。

过敏性咳嗽要去除过敏原。常见的方法为：更换床上用品（枕巾、枕套、床单、被套）；避免使用毛毯等纤维织品；清洁房间，去除房间内霉变的东西；将宠物及其用具妥善处理。

误区五：用滴鼻药可解决孩子鼻塞问题

鼻塞是上呼吸道感染的病变过程，主要是鼻腔黏膜炎症导致充血水肿，一般持续 2 ～ 3 天即可缓解。

一般的鼻塞无须干预，不需要滴药水给孩子鼻子通气，这类药物作用时间较短，只能暂时缓解症状，药效过后鼻塞可能更严重，还可能引起孩子心跳加快，对孩子不利。如果鼻塞较为严重可去看医生。

误区六：孩子流鼻涕用洗鼻器清洗有好处

流鼻涕往往是感染疾病的病变过程，是鼻黏膜炎症所致，症状会随着疾病的好转慢慢减轻直至消失。患儿通常在疾病前三天流清鼻涕（量多），第四天鼻涕开始变稠，并逐步减少，大约在第七天变干，就基本不流鼻涕了。

不支持用洗鼻器冲洗鼻腔，也不支持用盐水给孩子清洗鼻腔。人工干预不利于患儿鼻黏膜炎症的自我修复，有鼻涕流出鼻腔外面立即清除掉即可。随着病情好转鼻涕会慢慢减少，鼻腔自然会正常通气。

误区七：肺炎支原体抗体检测阳性，就需要用阿奇霉素治疗

肺炎支原体感染属于自限性疾病。肺炎支原体感染后身体会产生抗体来对抗支原体，目的是消灭支原体。所以，肺炎支原体抗体不是坏东西，它既可对抗肺炎支原体，又可帮助判断支原体感染。

肺炎支原体感染的潜伏期和感染早期就会产生抗体IgM，但在出现感染症状时就逐步消失。发病后产生另外一种抗体IgG，这种抗体在血液中维持时间比较长（3～6个月）。

每个孩子的身体机能不同，化验肺炎支原体抗体的

时间也不同，抗体的浓度会不同，抗体浓度高不等于病情严重。既然 IgG 抗体存在时间长，因此，也不建议复查肺炎支原体抗体为阳性就多次应用抗生素治疗，如果需要再次应用抗生素，必须有证据证明肺炎支原体的再次感染。

一般治疗肺炎支原体会使用大环内酯类抗生素，如红霉素、罗红霉素、阿奇霉素、克拉霉素、麦迪霉素等。要注意这类抗生素有一定的副作用，通常有胃肠道反应，如恶心、呕吐、食欲下降等。有的患儿还会出现肝功能损害（转氨酶高），一般停药后可逐步改善。因此，建议饭后服用抗生素，以减少药物对胃肠道的刺激。注意，患儿若患有其他疾病，一定要遵医嘱服药，不可擅自用药。

附录一 母乳喂养相关问题

奶多的妈妈如何进行母乳喂养

奶多是很多妈妈羡慕的事情。殊不知，真正奶多的妈妈才明白那是一种“幸福的烦恼”。

小芳生产后 2 个月时，奶水非常多，但是她的母乳喂养经历并不顺利。宝宝每次吃奶时，都会被妈妈“强大”的奶阵呛到，被呛到以后都会大哭，宝宝因此一度抗拒妈妈的乳头。宝宝吃奶不积极，小芳十分着急。

在这种情况下，妈妈不妨尝试半躺式的喂奶姿势，在背后垫一个大枕头，靠着坐好。这个姿势是非常舒服的，因为不用直着腰，易于挺起胸给宝宝喂奶。采用这样的姿势，妈妈的腰部不需要用力，全身十分放松。这时候让宝宝趴在妈妈的胸前，宝宝低下头就能自然地含住妈妈的乳头。采用这种姿势哺乳，妈妈的奶阵不会那么冲。同时，宝宝低着头吮吸也比仰着头吃奶更放松。

半躺式喂奶不仅能帮宝宝避免因为妈妈奶多而呛奶，也会让妈妈更加轻松、舒适。

双胞胎妈妈的母乳喂养

双胞胎宝宝在外人看来很萌、很可爱，但对于双胞胎妈妈来讲却是很大的考验。不过，虽然养育两个宝宝对双胞胎妈妈来讲很辛苦，但双胞胎妈妈也会收获双倍的幸福。做好准备，坚持哺乳，双胞胎妈妈会有充足的乳汁喂好两个宝宝。

双胞胎妈妈如果刚刚经历了剖宫产手术，去枕平卧阶段可以在两边的腋下各放一个枕头，之后在家人的帮助下让两个宝宝侧趴在妈妈的两边吃奶。妈妈身体恢复后，可以使用双胞胎哺乳枕坐喂，在哺乳枕两侧各放一个宝宝，用抱橄榄球姿势同时喂奶（同时喂奶可以大大减少妈妈喂奶的次数和时间，开始时最好在家人辅助下进行）。喂奶结束后，把宝宝抱开，把哺乳枕拿下来，妈妈就可以躺下休息了。

双胞胎宝宝再长大一些，就可以找到适合自己的吃奶姿势。很多双胞胎妈妈会发现，两个宝宝常常要一起吃奶。大多数妈妈开始的时候是轮流喂两个宝宝，渐渐地，一天当中会有一到两次同时喂。此后，轮流喂与同时喂还会交替出现。部分双胞胎宝宝会各自选择在固定一侧乳房吃奶。

哺乳期妈妈使用药物要注意什么

哺乳期妈妈在使用药物时将面临心理和生理的双重煎熬与纠结，既要治疗自身的疾病，又要保证哺乳时宝宝的安全。不论如何纠结，哺乳期妈妈都要根据自己的身体状况、疾病情况，听从医生的建议使用药物，不能一味地考虑母乳喂养而拒绝使用药物，从而延误病情。一般来讲，哺乳期妈妈使用药物应考虑以下因素。

1. 尽可能减少药物对宝宝的影响。要确定所用药物对宝宝是否安全，同时根据宝宝的日龄或月龄确定合理用量。宝宝越小，肝肾功能越不完善，对药物越不耐受。

2. 一定要在医生指导下使用药物，不要擅自决定。

3. 一般来说，孕期不宜使用的药物在哺乳期也不宜使用。具体情况请遵医嘱。

4. 哺乳期妈妈的身体状况也要考虑，看是否会影响宝宝的健康。比如，妈妈患有带状疱疹，应避免与宝宝亲密接触，可以考虑喂奶前更换衣物，并可使用密闭材料（比如保鲜膜）遮盖疱疹处，避免宝宝接触。

哺乳期妈妈感冒怎么办

普通感冒一般 7 ～ 14 天就会痊愈，不一定需要药物治疗。感冒期间，妈妈要充分休息，大量饮水，补充维生素 C。妈妈还可以通过使用加湿器、洗热水澡或者用热毛巾湿敷口鼻来缓解鼻塞、胸闷、头晕等症状。当然，妈妈也可以服用对乙酰氨基酚或布洛芬来缓解感冒症状。如果喉咙痛，可选用淡盐水漱口，如果仍不能缓解，可使用咽喉痛喷雾剂或润喉片，严重者可使用对乙酰氨基酚。咳嗽有痰时，可使用的止咳祛痰药物主要有右美沙芬（L1）、羟甲基半胱氨酸、盐酸氨溴索、溴己新。哺乳期间，应避免一切含有磷酸可待因（L4）的药物制剂，因为含有磷酸可待因成分的止咳药物（如磷酸可待因糖浆、氨酚双氢可待因、复方磷酸可待因溶液等）可能会给宝宝的呼吸带来不良影响。哺乳期妈妈应该尽量避免使用含有伪麻黄素的感冒药或治咳嗽的药水，因为伪麻黄素有时会导致母乳喂养的宝宝变得烦躁不安。伪麻黄素还可能会影响乳汁分泌。

哺乳期妈妈感冒合并细菌感染，可以使用哪些药物

当感冒合并细菌感染，从而引起扁桃体炎、气管炎、支气管炎甚至肺炎，可在医生指导下使用下列药物：

1. 青霉素类抗菌药物，如阿莫西林、美洛西林、哌

拉西林等；

2. 头孢菌素类抗菌药物，如头孢硫脒、头孢孟多酯钠、头孢西丁、头孢克肟等；

3. 大环内酯类抗菌药物，如红霉素、阿奇霉素等；

4. 其他抗菌药物，如亚胺培南（碳青霉烯类）、万古霉素（多肽类）可以安全使用，美罗培南（碳青霉烯类）在严密监测宝宝药物反应的情况下可以使用。

以下抗菌药物在哺乳期间应避免使用。如果必须使用，需要根据具体情况询问医生或药师，以确定是否需要暂停哺乳。

1. 喹诺酮类抗菌药物（如左氧氟沙星等）；

2. 四环素类抗菌药物（如米诺环素、四环素等）；

3. 氨基糖苷类抗菌药物（如链霉素、庆大霉素、卡那霉素、西索米星等）；

4. 氯霉素。

哺乳期妈妈得了乳腺炎，可以使用哪些药物

引起乳腺炎的主要病原菌为金黄色葡萄球菌。哺乳期妈妈得了乳腺炎，可在医生指导下使用以下抗菌药物。

1. 常用青霉素类或头孢菌素类抗菌药物，如氟氯西林、头孢氨苄。

2. 对青霉素类或头孢类过敏者，可使用红霉素类抗菌药物或根据细菌培养和药敏试验结果选用抗菌药物。

3. 抗菌药物应坚持服用一个疗程，一般在 10 ~ 14 天，不可擅自停药。

4. 伴有发热的乳腺炎，可以遵医嘱辅以中药治疗。

5. 常用的外用药物。皮肤水肿明显者遵医嘱可用25% 硫酸镁湿敷；根据中医辨证可以酌情局部外敷，以促进炎症消退。

发生过敏、哮喘的哺乳期妈妈如何选用药物

哺乳期发生过敏的妈妈用药应注意以下几点。

1. 尽量使用不会引起嗜睡的抗组胺药，如氯雷他定、非索非那定和西替利嗪，其中，氯雷他定最为安全。特非那定和阿司咪唑有时会导致吃母乳的宝宝烦躁不安，请谨慎使用。

2. 避免使用传统的抗组胺药。如异丙嗪和抗感明，哺乳期间需谨慎使用。

3. 多数经口鼻吸入制剂可以安全使用。

具体可参见下表：

哺乳期妈妈过敏用药建议

疾病	用法分类	常用药物	是否影响哺乳机制
荨麻疹	口服	氯雷他定	不影响哺乳
过敏性鼻炎	鼻用激素	雷诺考特（布地奈德）	局部用药，不影响哺乳
		内舒拿（糠酸莫米松）	
		辅舒良（丙酸氟替卡松）	
	鼻用抗组胺药	爱赛平（盐酸氮卓斯汀）	
		0.05%羟甲唑啉	
	鼻用减充血剂	0.05%赛洛唑啉	
		麻黄碱滴鼻液	
	洗鼻液	生理海盐水	
		生理盐水	

此外，对于哺乳期妈妈哮喘的治疗，重在尽可能控制哮喘，防止加重。大部分治疗哮喘的药物对母乳喂养都是安全的。具体可参见下表：

哺乳期妈妈哮喘用药建议

疾病	常用药物	是否影响哺乳
哮喘	吸入激素（β受体激动剂）	局部用药，不影响哺乳
	沙美特罗替卡松粉吸入剂（舒利迭）	
	沙美特罗替卡松气雾剂（舒利迭）	
	布地奈德干粉吸入剂（普米克都保）	
	布地奈德福莫特罗干粉吸入剂（信必可都保）	
	沙丁胺醇气雾剂（万托林）	
	孟鲁司特钠（顺尔宁、白三平）	宝宝6个月大时可用。宝宝4个月以下偶尔可用

哺乳期妈妈可以喝茶、咖啡或吃巧克力吗

哺乳期妈妈应尽量避免喝茶、咖啡或吃巧克力等。因为喝茶、咖啡或吃巧克力后，妈妈摄入的咖啡因大约有 1%，最终会进入乳汁。新生儿需要很长时间才能降解并排出这些咖啡因。宝宝 6 个月时，需要 2 ～ 3 小时从体内排出咖啡因。哺乳期间，咖啡因摄取过量的妈妈会发现宝宝易激惹，而且不容易入睡。如果哺乳期间妈

妈抵御不住诱惑，每日最多可摄入300mg咖啡因。如果孩子是新生儿或早产宝宝，妈妈更要谨慎。除茶、咖啡、巧克力外，有些软饮料中也含有咖啡因，妈妈也需特别注意。当妈妈摄入咖啡因时，要观察咖啡因对宝宝的影响。

下表列出了各种饮料或食物中咖啡因的含量，供妈妈们参考：

食物/饮料	咖啡因含量
滤煮咖啡	(60～120mg)/250mL
咖啡因配方饮料/能量饮料	80mg/250mL
速溶咖啡（1茶勺/杯）	(60～80mg)/250mL
茶	(10～50mg)/250mL
可乐	48.75mg/250mL
白巧克力	20mg/100g
绿茶	(35～70mg)/250mL

哺乳期间妈妈可以饮酒吗

哺乳期间不建议饮酒。虽然有研究显示，酒精对吃母乳的宝宝的影响与妈妈的酒精摄入量及饮用时间无直接关系，但酒精是可以通过血液进入乳汁的，会对宝宝造成一定的影响。

一般情况下，妈妈饮用 1 个标准杯的酒需要 2 小时才能从体内排出。以此类推，2 杯需要 4 小时，3 杯需要 6 小时。时间从开始饮酒时算起。

如果妈妈希望少量饮酒，需提前计划，最好在喂奶后开始饮酒；也可以提前挤奶，在身体内还有酒精残留，宝宝又需要吃奶时给予挤出的母乳。但妈妈在哺乳期尽量不要饮酒。

哺乳期妈妈可以吸烟吗

吸烟不仅对泌乳机制有影响，而且会影响妈妈和宝宝的健康，因此，有吸烟史的妈妈最好戒烟。有研究表明，长期暴露于吸烟环境的宝宝更容易患肺炎、哮喘、中耳炎、气管炎、鼻窦炎、眼睛过敏和喉炎等，更容易发生肠绞痛和婴儿猝死综合征等。另外，长期暴露于吸烟环境的宝宝更易烦躁、更不易被安抚，且这些宝宝成年后更容易发生肺癌和心血管疾病，在成年后也更容易吸烟。吸烟的母亲更容易断奶，并且容易发生碘缺乏的状况。因而，对于正在进行母乳喂养的妈妈，如果有可能，最好戒烟。

如果妈妈不能戒烟，建议如下。

1. 尽可能减少吸烟的量。

2. 在母乳喂养前半小时和母乳喂养时不要吸烟。

3. 尽量在母乳喂养后吸烟。妈妈体内的尼古丁至少要 95 分钟才可减少一半，故应尽可能延长吸烟与母乳喂养的时间间隔。

4. 避免在宝宝周围吸烟。

5. 吸烟后要先更换衣物再接触宝宝。吸烟时要用发套将头发罩住，以减少接触有害气体。吸烟后要洗手和刷牙，再接触宝宝。

宝宝舌系带过短相关问题

什么是舌系带过短

舌系带过短是指宝宝出生后舌系带短粗，与舌腹或口底黏膜的附着点前移，导致舌头不能伸出口外，舌尖不能上翘，随着严重程度的不同会对舌体运动产生限制。严重的舌系带过短，会影响宝宝吸吮母乳，有些在下切牙萌出过程中会发生舌系带外伤性溃疡。这两种情况均是舌系带延长手术的适应证。舌系带过短的发生率在 3% 左右。

正常情况下，刚出生的宝宝的舌头可以外伸而超过下颌的牙龈。假如宝宝的舌头呈心形或者“W”形，或妈妈哺乳时感觉疼痛的话，就需要检查宝宝是否有舌系带过短的问题。舌系带过短除可能造成母乳喂养困难外，还可能造成宝宝语言学习困难、牙齿及下颌发育异常以及相关心理问题。

舌系带过短的影响

1. 对宝宝的影响：

（1）无法正确含乳；

（2）无法持续吃奶；

（3）无效吮吸，表现为宝宝总是不断要吃奶；

（4）宝宝在吃奶时很受挫，或容易睡着；

（5）宝宝吃奶时不满足，常在乳房上出现咀嚼动作；

（6）宝宝体重增长缓慢或下降。

2. 对母亲的影响：

（1）哺乳时疼痛，甚至导致喷乳反射不佳，哺乳后乳头变形；

（2）乳头与乳晕连接处发生皲裂、长疱甚至流血；

（3）发生继发性乳房感染，甚至发生乳腺炎和（或）乳腺管堵塞。

需要注意的是，宝宝舌系带过短不一定会发生上述状况。另外，有一些宝宝有上述症状，并不是因为舌系带过短造成的。

舌系带过短的治疗

舌系带短的宝宝如无功能障碍，通常不用治疗，但如果影响发育则需要治疗，以保证孩子正常生长发育。

舌系带手术非常简单，不需要住院。通常等宝宝吸入麻醉剂镇静后，通过切开、缝合方式可有效延长舌系带。谨慎评估后，此手术应当由熟悉手术的医师或儿童口腔科医师来执行，也有些医生会采用激光切开舌系带。通常，舌系带过短不会引发语言学习困难等相关问题。如无喂养或其他问题，可等宝宝稍大些时在局部麻醉下行相关手术。

舌系带手术术后的注意事项

宝宝在接受舌系带手术后一般不需要特殊的术后护理，不需要拆线。缝线多在 2 ~ 3 周自行脱落。术后如有少量出血，可在舌下塞纱布止血，这同时可以防止舌系带粘连的可能。宝宝术后可以马上回妈妈身边吃母乳。在术后 1 ～ 2 周的愈合过程中，有些宝宝的切口处可能有白色的斑块或痂皮。如果在此过程中注意护理，伤口发生感染的概率很小。

做完舌系带手术后需再次评估宝宝含乳情况、母亲乳头是否疼痛等。如果母乳喂养仍然没有得到改善，可向母乳喂养专业人士寻求帮助。若有再次粘连可能，需要二次手术。

附录二 国家免疫规划疫苗儿童免疫程序（2021 版）

可预防疾病	疫苗种类	接种途径	剂量	英文缩写	接种年龄														
					出生时	1月	2月	3月	4月	5月	6月	8月	9月	18月	2岁	3岁	4岁	5岁	6岁
乙型病毒性肝炎	乙肝疫苗	肌内注射	10或20μg	HepB	1	2					3								
结核病[1]	卡介苗	皮内注射	0.1mL	BCG	1														
脊髓灰质炎	脊灰灭活疫苗	肌内注射	0.5mL	IPV			1	2											
	脊灰减毒活疫苗	口服	1粒或2滴	bOPV					3								4		
百日咳、白喉、破伤风	百白破疫苗	肌内注射	0.5mL	DTaP				1	2	3				4					
	白破疫苗	肌内注射	0.5mL	DT															5
麻疹、风疹、流行性腮腺炎	麻腮风疫苗	皮下注射	0.5mL	MMR								1		2					
流行性乙型脑炎[2]	乙脑减毒活疫苗	皮下注射	0.5mL	JE-L								1			2				
	乙脑灭活疫苗	肌内注射	0.5mL	JE-I								1、2			3				4
流行性脑脊髓膜炎	A群流脑多糖疫苗	皮下注射	0.5mL	MPSV-A							1		2						
	A群C群流脑多糖疫苗	皮下注射	0.5mL	MPSV-AC												3			4
甲型病毒性肝炎[3]	甲肝减毒活疫苗	皮下注射	0.5或1.0mL	HepA-L										1					
	甲肝灭活疫苗	肌内注射	0.5mL	HepA-I										1	2				

注：1.主要指结核性脑膜炎、粟粒性肺结核等。

2.选择乙脑减毒活疫苗接种时，采用两剂次接种程序。选择乙脑灭活疫苗接种时，采用四剂次接种程序；乙脑灭活疫苗第1、第2剂间隔7～10天。

3.选择甲肝减毒活疫苗接种时，采用一剂次接种程序。选择甲肝灭活疫苗接种时，采用两剂次接种程序。

一般原则

一、接种年龄

（一）接种起始年龄：免疫程序表所列各疫苗剂次的接种时间，是指可以接种该剂次疫苗的最小年龄。

（二）儿童年龄达到相应剂次疫苗的接种年龄时，应尽早接种，建议在下述推荐的年龄之前完成国家免疫规划疫苗相应剂次的接种。

1. 乙肝疫苗第 1 剂：出生后 24 小时内完成。

2. 卡介苗：小于 3 月龄完成。

3. 乙肝疫苗第 3 剂、脊灰疫苗第 3 剂、百白破疫苗第 3 剂、麻腮风疫苗第 1 剂、乙脑减毒活疫苗第 1 剂或乙脑灭活疫苗第 2 剂：小于 12 月龄完成。

4. A 群流脑多糖疫苗第 2 剂：小于 18 月龄完成。

5. 麻腮风疫苗第 2 剂、甲肝减毒活疫苗或甲肝灭活疫苗第 1 剂、百白破疫苗第 4 剂：小于 24 月龄完成。

6. 乙脑减毒活疫苗第 2 剂或乙脑灭活疫苗第 3 剂、甲肝灭活疫苗第 2 剂：小于 3 周岁完成。

7. A 群 C 群流脑多糖疫苗第 3 剂：小于 4 周岁完成。

8. 脊灰疫苗第 4 剂：小于 5 周岁完成。

9. 白破疫苗、A 群 C 群流脑多糖疫苗第 4 剂、乙脑灭活疫苗第 4 剂：小于 7 周岁完成。

如果儿童未按照上述推荐的年龄及时完成接种，应根据补种通用原则和每种疫苗的具体补种要求尽早进行补种。

二、接种部位

疫苗接种途径通常为口服、肌内注射、皮下注射和皮内注射，具体见“每种疫苗的使用说明”部分的内容。注射部位通常为上臂外侧三角肌处和大腿前外侧中部。当多种疫苗同时注射接种（包括肌内、皮下和皮内注射）时，可在左右上臂、左右大腿分别接种，卡介苗选择上臂。

三、同时接种原则

（一）不同疫苗同时接种：两种及以上注射类疫苗应在不同部位接种。严禁将两种或多种疫苗混合吸入同一支注射器内接种。

（二）现阶段的国家免疫规划疫苗均可按照免疫程序或补种原则同时接种。

（三）不同疫苗接种间隔：两种及以上注射类减毒

活疫苗如果未同时接种，应间隔不小于 28 天进行接种。国家免疫规划使用的灭活疫苗和口服类减毒活疫苗，如果与其他灭活疫苗、注射或口服类减毒活疫苗未同时接种，对接种间隔不做限制。

四、补种通用原则

未按照推荐年龄完成国家免疫规划规定剂次接种的小于 18 周岁人群，在补种时掌握以下原则。

（一）应尽早进行补种，尽快完成全程接种，优先保证国家免疫规划疫苗的全程接种。

（二）只需补种未完成的剂次，无须重新开始全程接种。

（三）当遇到无法使用同一厂家同种疫苗完成接种程序时，可使用不同厂家的同种疫苗完成后续接种。

（四）具体补种建议详见“每种疫苗的使用说明”

中各疫苗的补种原则部分。

五、流行季节疫苗接种

国家免疫规划使用的疫苗都可以按照免疫程序和预防接种方案的要求，全年（包括流行季节）开展常规接种，或根据需要开展补充免疫和应急接种。

每种疫苗的使用说明

一、重组乙型肝炎疫苗（乙肝疫苗，HepB）

（一）免疫程序与接种方法

1. 接种对象及剂次：按“0-1-6 个月”程序共接种 3 剂次，其中第 1 剂在新生儿出生后 24 小时内接种，第 2 剂在 1 月龄时接种，第 3 剂在 6 月龄时接种。

2. 接种途径：肌内注射。

3. 接种剂量：①重组（酵母）HepB，每剂次 10μg，无论产妇乙肝病毒表面抗原（HBsAg）阳性或阴性，新生儿均接种 10μg 的 HepB。②重组 [中国仓鼠卵巢（CHO）细胞]HepB，每剂次 10μg 或 20μg，HBsAg 阴性产妇所生新生儿接种 10μg 的 HepB，HBsAg 阳性产妇所生新生儿接种 20μg 的 HepB。

（二）其他事项

1. 在医院分娩的新生儿，由出生的医院接种第 1 剂 HepB，由辖区接种单位完成后续剂次接种。未在医院分娩的新生儿由辖区接种单位全程接种 HepB。

2. HBsAg 阳性产妇所生新生儿，可按医嘱肌内注射 100 国际单位乙肝免疫球蛋白（HBIG），同时在不同（肢体）部位接种第 1 剂 HepB。HepB、HBIG 和卡介苗（BCG）可在不同部位同时接种。

3. HBsAg 阳性或不详产妇所生新生儿，建议在出生后 12 小时内尽早接种第 1 剂 HepB；HBsAg 阳性或不详产妇所生新生儿，体重小于 2000g 者，也应在出生后尽早接种第 1 剂 HepB，并在婴儿满 1 月龄、2 月龄、7 月龄时按程序再完成 3 剂次 HepB 接种。

4. 危重症新生儿，如极低出生体重儿（出生体重小于 1500g 者）、严重出生缺陷、重度窒息、呼吸窘迫综合征等，应在生命体征平稳后尽早接种第 1 剂 HepB。

5. 母亲为 HBsAg 阳性的儿童，接种最后一剂 HepB 后 1 ~ 2 个月进行 HBsAg 和乙肝病毒表面抗体（抗 -HBs）检测，若发现 HBsAg 阴性、抗 -HBs 阴性或小于 10mIU/mL，可再按程序免费接种 3 剂次 HepB。

（三）补种原则

1. 若出生 24 小时内未及时接种，应尽早接种。

2. 对于未完成全程免疫程序者，需尽早补种，补齐未接种剂次。

3. 第 2 剂与第 1 剂间隔应不小于 28 天，第 3 剂与第 2 剂间隔应不小于 60 天，第 3 剂与第 1 剂间隔应不小于 4 个月。

二、皮内注射用卡介苗（卡介苗，BCG）

（一）免疫程序与接种方法

1. 接种对象及剂次：出生时接种 1 剂。

2. 接种途径：皮内注射。

3. 接种剂量：0.1mL。

（二）其他事项

1. 严禁皮下或肌内注射。

2. 早产儿胎龄大于 31 孕周且医学评估稳定后，可以接种 BCG。胎龄小于或等于 31 孕周的早产儿，医学评估稳定后可在出院前接种。

3. 与免疫球蛋白接种间隔不做特别限制。

（三）补种原则

1. 未接种 BCG 的小于 3 月龄儿童可直接补种。

2. 3 月龄～3 岁儿童对结核菌素纯蛋白衍生物（TB-PPD）或卡介菌蛋白衍生物（BCG-PPD）试验阴性者，应予补种。

3. 大于或等于 4 岁儿童不予补种。

4. 已接种 BCG 的儿童，即使卡痕未形成也不再予以补种。

三、脊髓灰质炎（脊灰灭活疫苗，IPV）、二价脊灰减毒活疫苗（脊灰减毒活疫苗，bOPV）

（一）免疫程序与接种方法

1. 接种对象及剂次：共接种 4 剂，其中 2 月龄、

3 月龄各接种 1 剂 IPV，4 月龄、4 周岁各接种 1 剂 bOPV。

2. 接种途径：

IPV：肌内注射。

bOPV：口服。

3. 接种剂量：

IPV：0.5mL。

bOPV：糖丸剂型每次 1 粒；液体剂型每次 2 滴（约 0.1mL）。

（二）其他事项

1. 如果儿童已按疫苗说明书接种过 IPV 或含 IPV 成分的联合疫苗，可视为完成相应剂次的脊灰疫苗接种。如儿童已按免疫程序完成 4 剂次含 IPV 成分疫苗接种，则 4 岁无须再接种 bOPV。

2. 以下人群建议按照说明书全程使用 IPV：原发性免疫缺陷、胸腺疾病、HIV 感染、正在接受化疗的恶性肿瘤、近期接受造血干细胞移植、正在使用具有免疫抑制或免疫调节作用的药物（如大剂量全身类固醇皮质激素、烷化剂、抗代谢药物、TNF-α 抑制剂、IL-1 阻滞剂或其他免疫细胞靶向单克隆抗体治疗）、目前或近期曾接受免疫细胞靶向放射治疗。

（三）补种原则

1. 小于 4 岁儿童未达到 3 剂（含补充免疫等），应补种完成 3 剂；大于或等于 4 岁儿童未达到 4 剂（含补充免疫等），应补种完成 4 剂。补种时遵循先 IPV 后 bOPV 的原则。两剂次间隔不小于 28 天。对于补种后满 4 剂次脊灰疫苗接种的儿童，可视为完成脊灰疫苗全程免疫。

2. 既往已有三价脊灰减毒活疫苗（tOPV）免疫史

（无论剂次数）的迟种、漏种儿童，用 bOPV 补种即可，不再补种 IPV。既往无 tOPV 免疫史的儿童，2019 年 10 月 1 日（早于该时间已实施 2 剂 IPV 免疫程序的省份，可根据具体实施日期确定）之前出生的补齐 1 剂 IPV，2019 年 10 月 1 日之后出生的补齐 2 剂 IPV。

四、吸附无细胞百白破联合疫苗（百白破疫苗，DTaP）、吸附白喉破伤风联合疫苗（白破疫苗，DT）

（一）免疫程序与接种方法

1. 接种对象及剂次：共接种 5 剂次，其中，3 月龄、4 月龄、5 月龄、18 月龄各接种 1 剂 DTaP，6 周岁接种 1 剂 DT。

2. 接种途径：肌内注射。

3. 接种剂量：0.5mL。

（二）其他事项

1. 如儿童已按疫苗说明书接种含百白破疫苗成分的其他联合疫苗，可视为完成相应剂次的 DTaP 接种。

2. 根据接种时的年龄选择疫苗种类，3 月龄～ 5 周岁使用 DTaP，6 ～ 11 周岁使用儿童型 DT。

（三）补种原则

1. 3 月龄～ 5 周岁未完成 DTaP 规定剂次的儿童，需补种未完成的剂次，前 3 剂每剂间隔不小于 28 天，第 4 剂与第 3 剂间隔不小于 6 个月。

2. 大于或等于 6 周岁儿童补种参考以下原则：

（1）接种 DTaP 和 DT 累计小于 3 剂的，用 DT 补齐 3 剂，第 2 剂与第 1 剂间隔 1 ～ 2 个月，第 3 剂与第 2 剂间隔 6 ～ 12 个月。

（2）DTaP 和 DT 累计大于或等于 3 剂的，若已接种至少 1 剂 DT，则无须补种；若仅接种了 3 剂 DTaP，则接种 1 剂 DT，DT 与第 3 剂 DTaP 间隔不小于 6 个月；若接种了 4 剂 DTaP，但满 7 周岁时未接种 DT，则补种 1 剂 DT，DT 与第 4 剂 DTaP 间隔不小于 12 个月。

五、麻疹腮腺炎风疹联合减毒活疫苗（麻腮风疫苗，MMR）

（一）免疫程序与接种方法

1. 接种对象及剂次：共接种 2 剂次，8 月龄、18 月龄各接种 1 剂。

2. 接种途径：皮下注射。

3. 接种剂量：0.5mL。

（二）其他事项

1. 如需接种包括 MMR 在内多种疫苗，但无法同时完成接种时，应优先接种 MMR 疫苗。

2. 注射免疫球蛋白者应间隔不小于 3 个月接种 MMR，接种 MMR 后 2 周内避免使用免疫球蛋白。

3. 当针对麻疹疫情开展应急接种时，可根据疫情流行病学特征考虑对疫情波及范围内的 6 ~ 7 月龄儿童接种 1 剂含麻疹成分疫苗，但不计入常规免疫剂次。

（三）补种原则

1. 自 2020 年 6 月 1 日起，2019 年 10 月 1 日及以后出生儿童未按程序完成 2 剂 MMR 接种的，使用 MMR 补齐。

2. 2007 年扩免后至 2019 年 9 月 30 日出生的儿童，应至少接种 2 剂含麻疹成分疫苗、1 剂含风疹成分疫苗和 1 剂含腮腺炎成分疫苗，对不足上述剂次者，使用 MMR 补齐。

3. 2007 年扩免前出生的小于 18 周岁人群，如未完成 2 剂含麻疹成分的疫苗接种，使用 MMR 补齐。

4. 如果需补种两剂 MMR，接种间隔应不小于 28 天。

六、乙型脑炎减毒活疫苗（乙脑减毒活疫苗，JE–L）

（一）免疫程序与接种方法

1. 接种对象及剂次：共接种 2 剂次。8 月龄、2 周岁各接种 1 剂。

2. 接种途径：皮下注射。

3. 接种剂量：0.5mL。

（二）其他事项

1. 青海、新疆和西藏地区无乙脑疫苗免疫史的居民迁居其他省份或在乙脑流行季节前往其他省份旅行时，建议接种 1 剂 JE-L。

2. 注射免疫球蛋白者应间隔不小于 3 个月接种 JE-L。

（三）补种原则

乙脑疫苗纳入免疫规划后出生且未接种乙脑疫苗的适龄儿童，如果使用 JE-L 进行补种，应补齐 2 剂，接种间隔不小于 12 个月。

七、乙型脑炎灭活疫苗（乙脑灭活疫苗，JE-I）

（一）免疫程序与接种方法

1. 接种对象及剂次：共接种 4 剂次。8 月龄接种 2 剂，间隔 7 ～ 10 天；2 周岁和 6 周岁各接种 1 剂。

2. 接种途径：肌内注射。

3. 接种剂量：0.5mL。

（二）其他事项

注射免疫球蛋白者应间隔不小于 1 个月接种 JE-I。

（三）补种原则

乙脑疫苗纳入免疫规划后出生且未接种乙脑疫苗的适龄儿童，如果使用 JE-I 进行补种，应补齐 4 剂，第 1 剂与第 2 剂接种间隔为 7 ～ 10 天，第 2 剂与第 3 剂接种间隔为 1 ～ 12 个月，第 3 剂与第 4 剂接种间隔不小于 3 年。

八、A 群脑膜炎球菌多糖疫苗（A 群流脑多糖疫苗，MPSV–A）、A 群 C 群脑膜炎球菌多糖疫苗（A 群 C 群流脑多糖疫苗，MPSV–AC）

（一）免疫程序与接种方法

1. 接种对象及剂次：MPSV-A 接种 2 剂次，6 月龄、9 月龄各接种 1 剂。MPSV-AC 接种 2 剂次，3 周岁、6 周岁各接种 1 剂。

2. 接种途径：皮下注射。

3. 接种剂量：0.5mL。

（二）其他事项

1. 两剂次 MPSV-A 间隔不小于 3 个月。

2. 第 1 剂 MPSV-AC 与第 2 剂 MPSV-A，间隔不小于 12 个月。

3. 两剂次 MPSV-AC 间隔不小于 3 年，3 年内避免重复接种。

4. 当针对流脑疫情开展应急接种时，应根据引起疫情的菌群和流行病学特征，选择相应种类的流脑疫苗。

5. 对于小于 24 月龄儿童，如已按流脑结合疫苗说明书接种了规定的剂次，可视为完成 MPSV-A 接种剂次。

6. 如儿童 3 周岁和 6 周岁时已接种含 A 群和 C 群流脑疫苗成分的疫苗，可视为完成相应剂次的 MPSV-AC 接种。

（三）补种原则

流脑疫苗纳入免疫规划后出生的适龄儿童，如未接种流脑疫苗或未完成规定剂次，根据补种时的年龄选择流脑疫苗的种类：

1. 小于 24 月龄儿童补齐 MPSV-A 剂次。大于或等于 24 月龄儿童不再补种或接种 MPSV-A，仍需完成两剂次 MPSV-AC。

2. 大于或等于 24 月龄儿童如未接种过 MPSV-A，可在 3 周岁前尽早接种 MPSV-AC；如已接种过 1 剂次 MPSV-A，间隔不小于 3 个月尽早接种 MPSV-AC。

3. 补种剂次间隔参照本疫苗其他事项要求执行。

九、甲型肝炎减毒活疫苗（甲肝减毒活疫苗，HepA—L）

（一）免疫程序与接种方法

1. 接种对象及剂次：18 月龄接种 1 剂。

2. 接种途径：皮下注射。

3. 接种剂量：0.5mL 或 1.0mL，按照相应疫苗说明书使用。

（二）其他事项

1. 如果接种 2 剂次及以上含甲型肝炎灭活疫苗成分的疫苗，可视为完成甲肝疫苗免疫程序。

2. 注射免疫球蛋白后应间隔不小于 3 个月接种 HepA-L。

（三）补种原则

甲肝疫苗纳入免疫规划后出生且未接种甲肝疫苗的适龄儿童，如果使用 HepA-L 进行补种，补种 1 剂 HepA-L。

十、甲型肝炎灭活疫苗（甲肝灭活疫苗，HepA–I）

（一）免疫程序与接种方法

1. 接种对象及剂次：共接种 2 剂次，18 月龄和 24 月龄各接种 1 剂。

2. 接种途径：肌内注射。

3. 接种剂量：0.5mL。

（二）其他事项

如果接种 2 剂次及以上含 HepA-I 成分的联合疫苗，可视为完成 HepA-I 免疫程序。

（三）补种原则

1. 甲肝疫苗纳入免疫规划后出生且未接种甲肝疫苗的适龄儿童，如果使用 HepA-I 进行补种，应补齐 2 剂 HepA-I，接种间隔不小于 6 个月。

2. 如已接种过 1 剂次 HepA-I，但无条件接种第 2 剂 HepA-I 时，可接种 1 剂 HepA-L 完成补种，间隔不小于 6 个月。

常见特殊健康状态儿童接种

一、早产儿与低出生体重儿

早产儿（胎龄小于 37 周）和 / 或低出生体重儿（出生体重小于 2500g）如医学评估稳定并且处于持续恢复状态（无须持续治疗的严重感染、代谢性疾病、急性肾脏疾病、肝脏疾病、心血管疾病、神经和呼吸道疾病），按照出生后实际月龄接种疫苗。卡介苗接种详见“每种疫苗的使用说明”部分的内容。

二、过敏

所谓“过敏性体质”，不是疫苗接种的禁忌证。对已知疫苗成分严重过敏或既往因接种疫苗发生喉头水肿、过敏性休克及其他全身性严重过敏反应的，禁忌继续接种同种疫苗。

三、人类免疫缺陷病毒（HIV）感染母亲所生儿童

对于 HIV 感染母亲所生儿童的 HIV 感染状况分 3 种：（1）HIV 感染儿童；（2）HIV 感染状况不详儿童；（3）HIV 未感染儿童。由医疗机构出具儿童是否为 HIV 感染、是否出现症状、是否有免疫抑制的诊断。HIV 感染母亲所生小于 18 月龄婴幼儿在接种前不必进行 HIV 抗体筛查，按 HIV 感染状况不详儿童进行接种。

（一）HIV 感染母亲所生儿童在出生后暂缓接种卡介苗，当确认儿童未感染 HIV 后再予以补种；当确认儿童 HIV 感染，不予接种卡介苗。

（二）HIV 感染母亲所生儿童如经医疗机构诊断出现艾滋病相关症状或免疫抑制症状，不予接种含麻疹

成分疫苗；如无艾滋病相关症状，可接种含麻疹成分疫苗。

（三）HIV 感染母亲所生儿童可按照免疫程序接种乙肝疫苗、百白破疫苗、A 群流脑多糖疫苗、A 群 C 群流脑多糖疫苗、白破疫苗等。

（四）HIV 感染母亲所生儿童除非已明确未感染 HIV，否则不予接种乙脑减毒活疫苗、甲肝减毒活疫苗、脊灰减毒活疫苗，可按照免疫程序接种乙脑灭活疫苗、甲肝灭活疫苗、脊灰灭活疫苗。

（五）非 HIV 感染母亲所生儿童，接种疫苗前无须常规开展 HIV 筛查。如果有其他暴露风险，确诊为 HIV 感染的，后续疫苗接种按照附表中 HIV 感染儿童的接种建议接种。

对不同 HIV 感染状况儿童接种国家免疫规划疫苗的建议见附表。

四、免疫功能异常

除 HIV 感染者外的其他免疫缺陷或正在接受全身免疫抑制治疗者，可以接种灭活疫苗，原则上不予接种减毒活疫苗（补体缺陷患者除外）。

五、其他特殊健康状况

下述常见疾病不作为疫苗接种禁忌：生理性和母乳性黄疸，单纯性热性惊厥史，癫痫控制处于稳定期，病情稳定的脑疾病、肝脏疾病、常见先天性疾病（先天性甲状腺功能减退、苯丙酮尿症、唐氏综合征和先天性心脏病）和先天性感染（梅毒、巨细胞病毒和风疹病毒）。

对于其他特殊健康状况的儿童，如无明确证据表明接种疫苗存在安全风险，原则上可按照免疫程序进行疫苗接种。

表　HIV感染母亲所生儿童接种国家免疫规划疫苗建议

疫苗种类	HIV感染儿童		HIV感染状况不详儿童		HIV未感染儿童
	有症状或有免疫抑制	无症状和无免疫抑制	有症状或有免疫抑制	无症状	
乙肝疫苗	✓	✓	✓	✓	✓
卡介苗	×	×	暂缓接种	暂缓接种	✓
脊灰灭活疫苗	✓	✓	✓	✓	✓
脊灰减毒活疫苗	×	×	×	×	✓
百白破疫苗	✓	✓	✓	✓	✓
白破疫苗	✓	✓	✓	✓	✓
麻腮风疫苗	×	✓	×	✓	✓
乙脑灭活疫苗	✓	✓	✓	✓	✓
乙脑减毒活疫苗	×	×	×	×	✓
A群流脑多糖疫苗	✓	✓	✓	✓	✓
A群C群流脑多糖疫苗	✓	✓	✓	✓	✓
甲肝减毒活疫苗	×	×	×	×	✓
甲肝灭活疫苗	✓	✓	✓	✓	✓

注：暂缓接种表示确认儿童HIV抗体阴性后再补种，确认HIV抗体阳性儿童不予接种；“✓”表示“无特殊禁忌”，“×”表示“禁止接种”。